图书在版编目（CIP）数据

眼睛眼睛　看这里／崔玉涛主编. — 北京：北京
出版社，2019.5
（崔玉涛讲给孩子的身体健康书）
ISBN 978-7-200-13750-7

Ⅰ. ①眼… Ⅱ. ①崔… Ⅲ. ①人体 — 少儿读物 Ⅳ.
① R32-49

中国版本图书馆CIP数据核字（2019）第106006号

选题策划：恽　梅
项目统筹：肖　巍　覃　静　　责任编辑：刘　超
责任印制：李文宗　承伯平
装帧设计：原　丽　　　　插　画：杨　辉

崔玉涛讲给孩子的身体健康书
眼睛眼睛　看这里
YANJING YANJING　KAN ZHELI
崔玉涛　主编

*

北 京 出 版 集 团 公 司
北 京 出 版 社　出版
（北京北三环中路6号）
邮政编码：100120
网　　址：www.bph.com.cn

北京出版集团公司总发行
新 华 书 店 经 销
北京瑞禾彩色印刷有限公司印刷

*

889毫米×1194毫米　20开本　2印张　50千字
2019年5月第1版　　2019年5月第1次印刷

ISBN 978-7-200-13750-7
定价：38.00 元

如有印装质量问题，由本社负责调换
质量监督电话：010-58572393

眼睛眼睛看这里

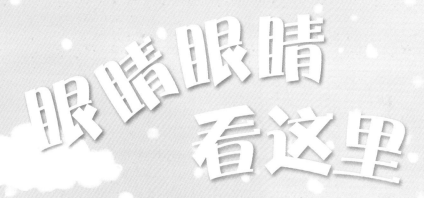

崔玉涛◎主编

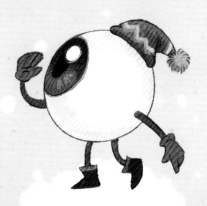

北京出版集团公司
北京出版社

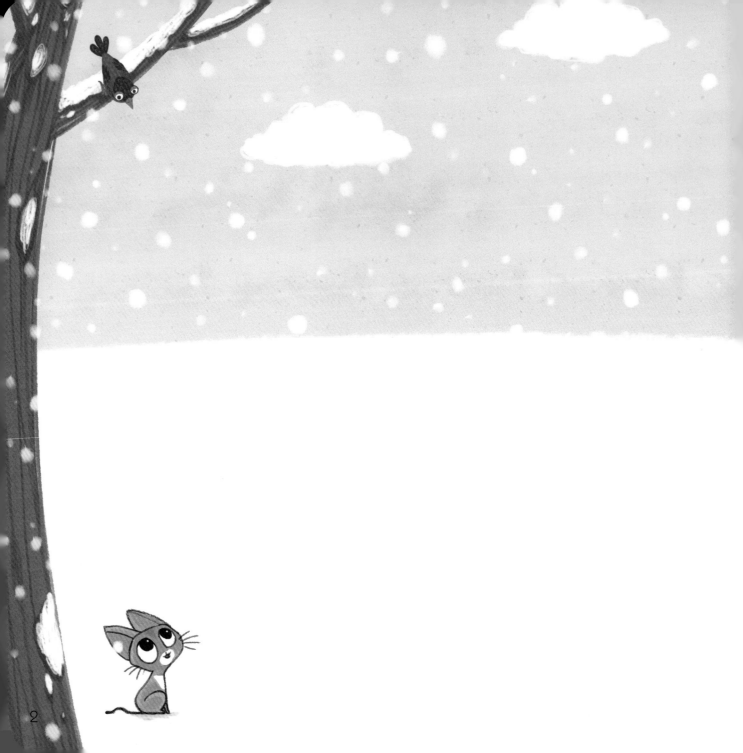

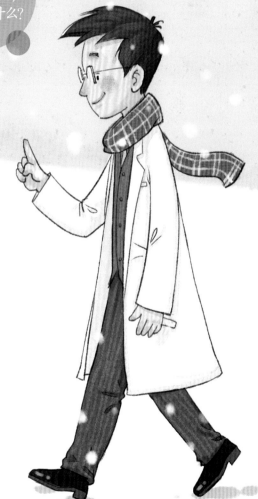

嘿——
眼睛宝宝，
你在看什么?

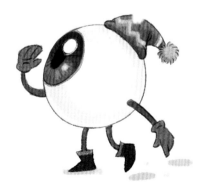

天好蓝!
云朵白白的!
还有可爱的
小猫咪!

3

闭上眼睛，黑黑的。

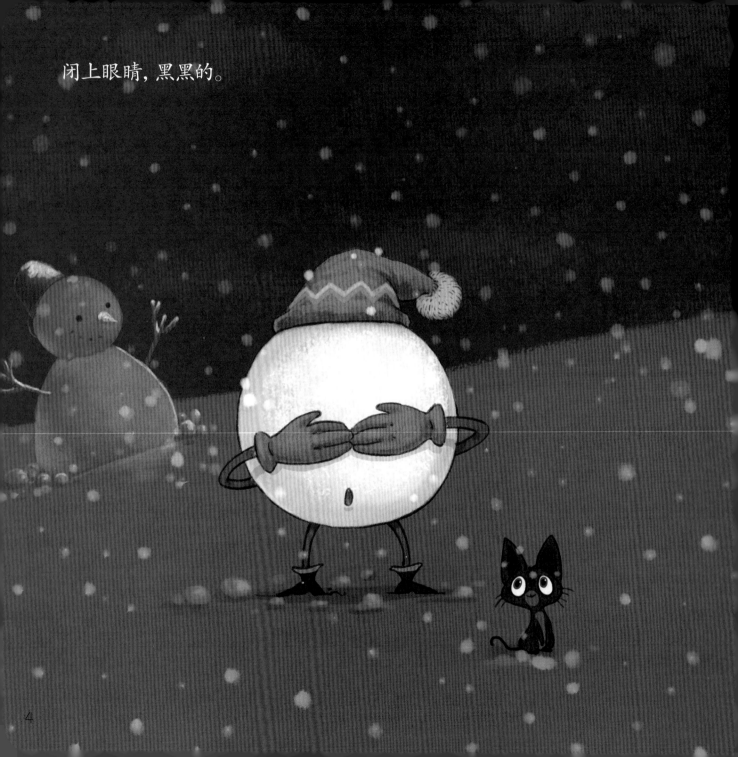

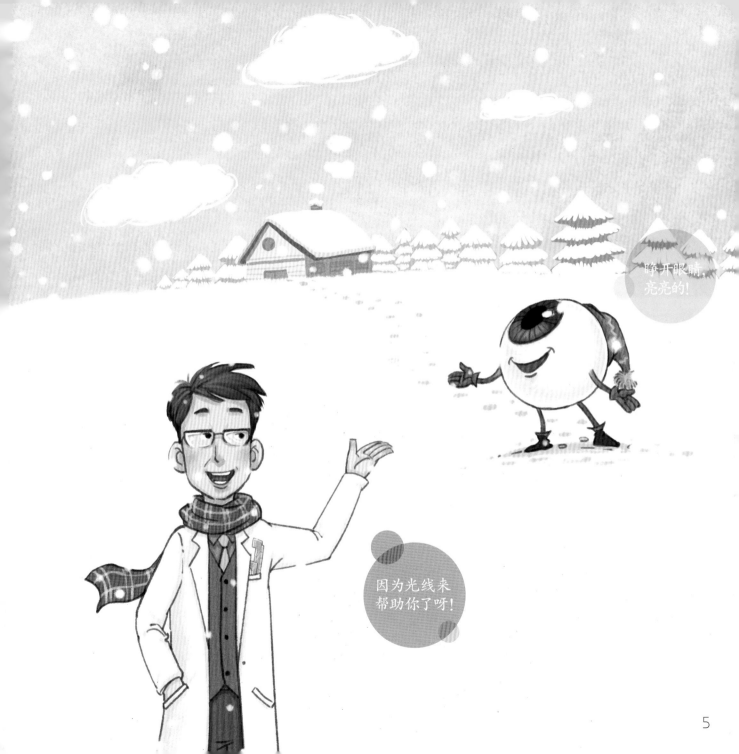

5

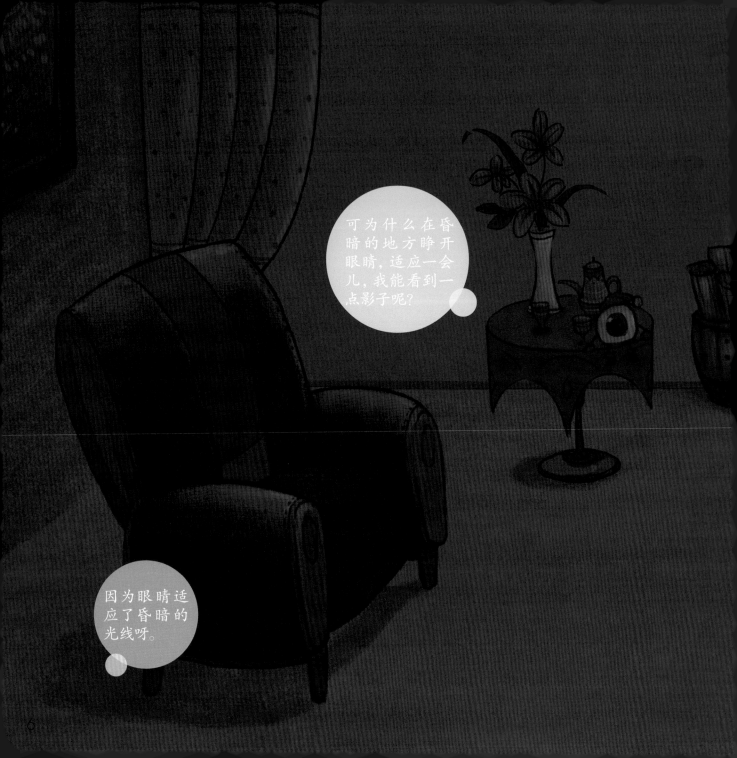

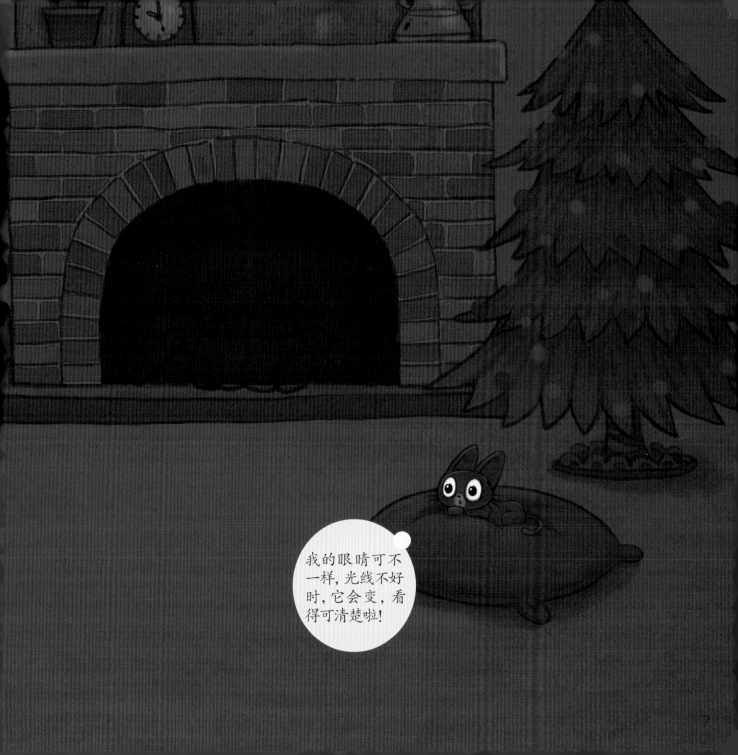

我的眼睛可不一样,光线不好时,它会变,看得可清楚啦!

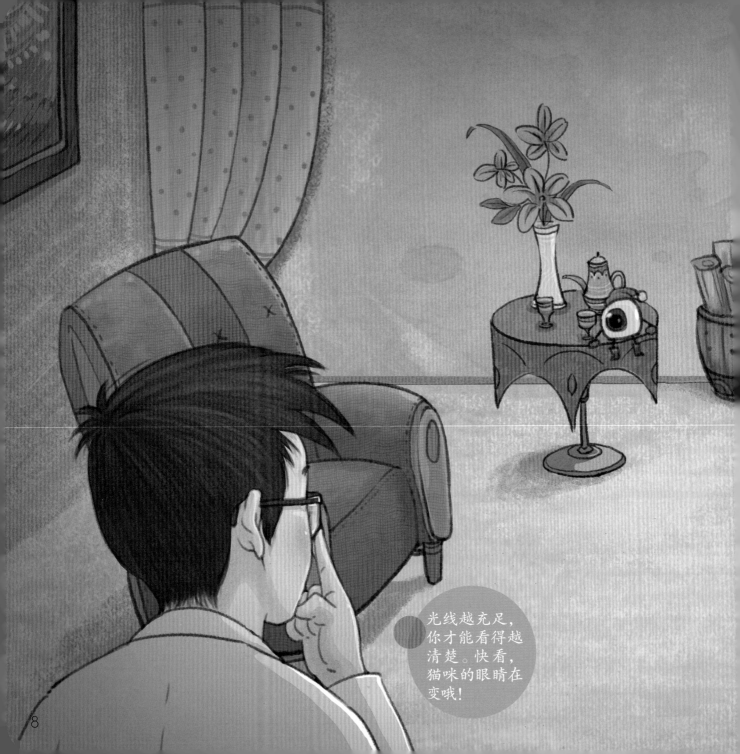

光线越充足，你才能看得越清楚。快看，猫咪的眼睛在变哦！

8

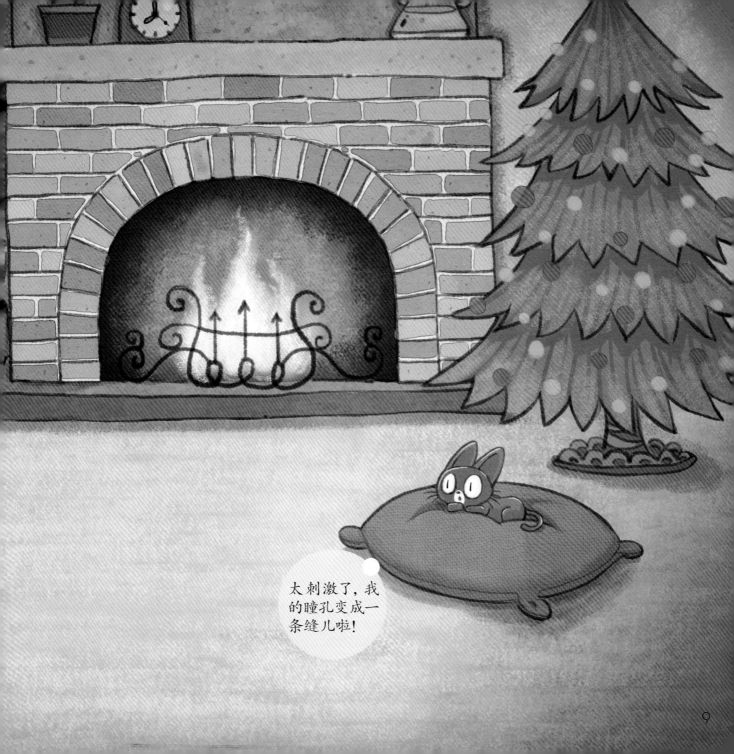

太刺激了，我的瞳孔变成一条缝儿啦!

9

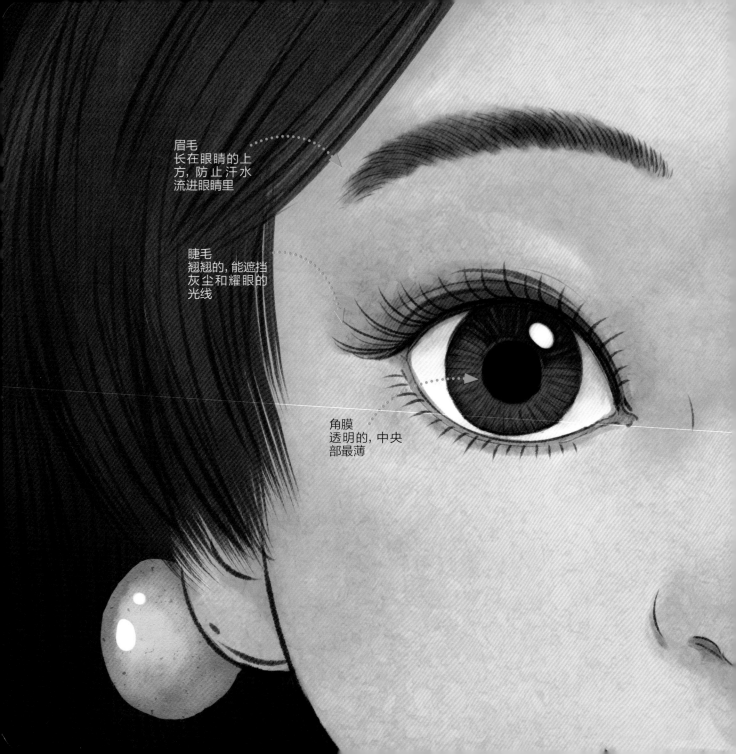

眉毛
长在眼睛的上
方, 防止汗水
流进眼睛里

睫毛
翘翘的, 能遮挡
灰尘和耀眼的
光线

角膜
透明的, 中央
部最薄

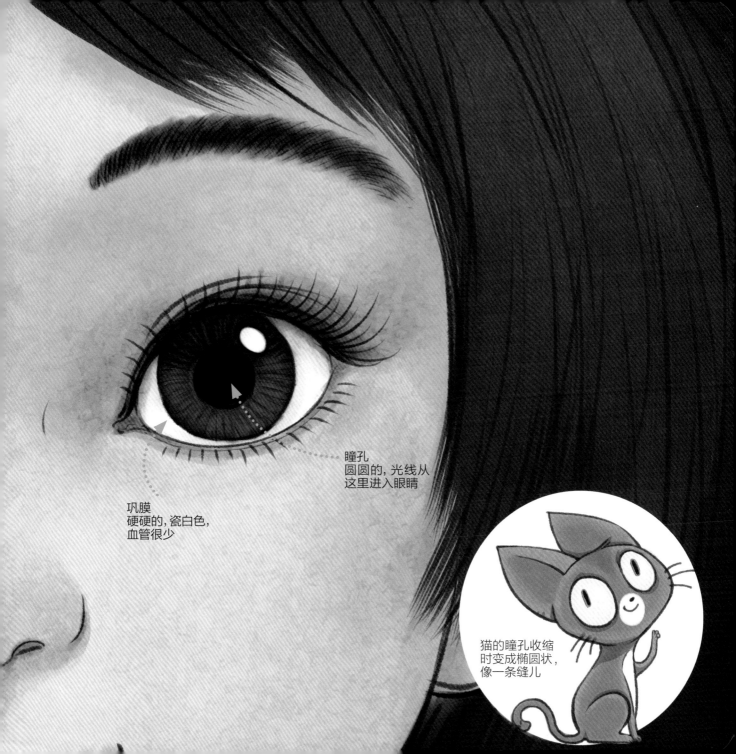

瞳孔
圆圆的，光线从
这里进入眼睛

巩膜
硬硬的，瓷白色，
血管很少

猫的瞳孔收缩
时变成椭圆状，
像一条缝儿

轻轻摸一摸眼睛，感觉像什么？

像圆圆的
乒乓球。

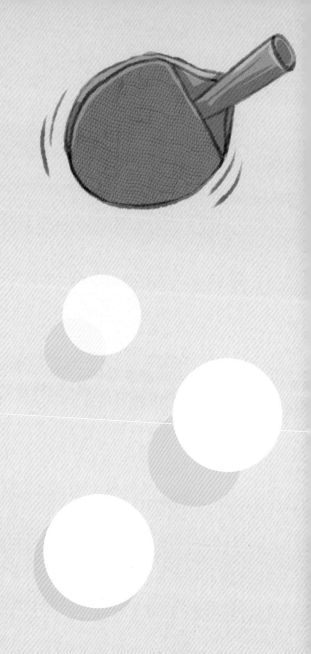

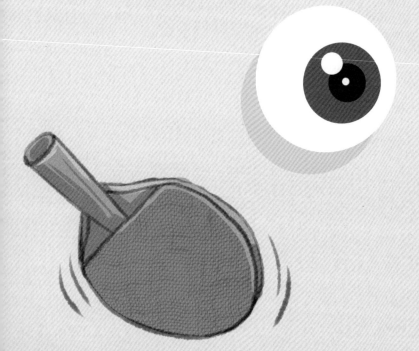

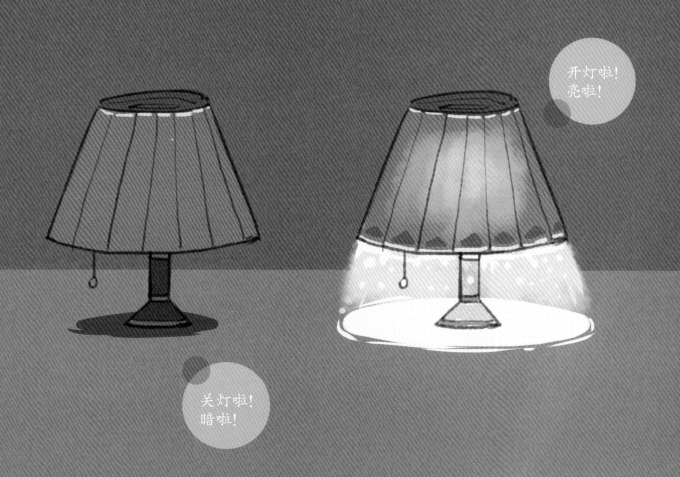

眨眼睛，像不像台灯一开一关？

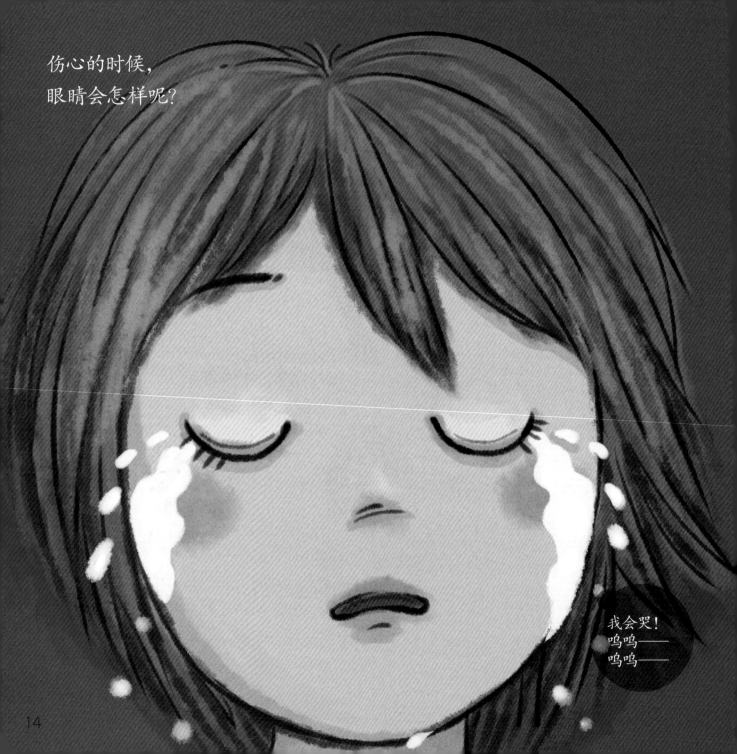

扒开下眼睑，看看有什么不一样？

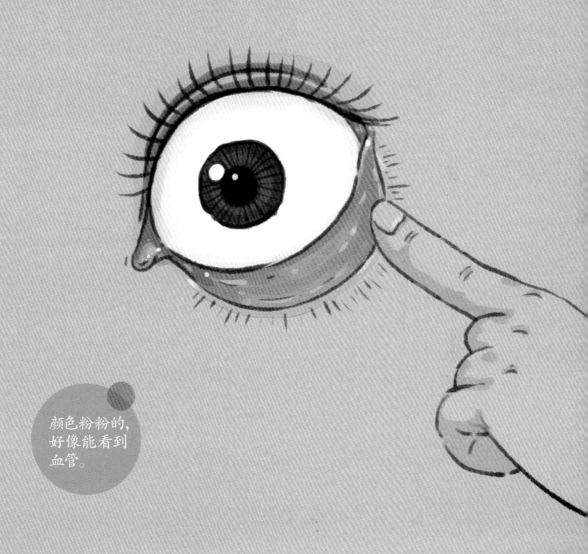

颜色粉粉的，
好像能看到
血管。

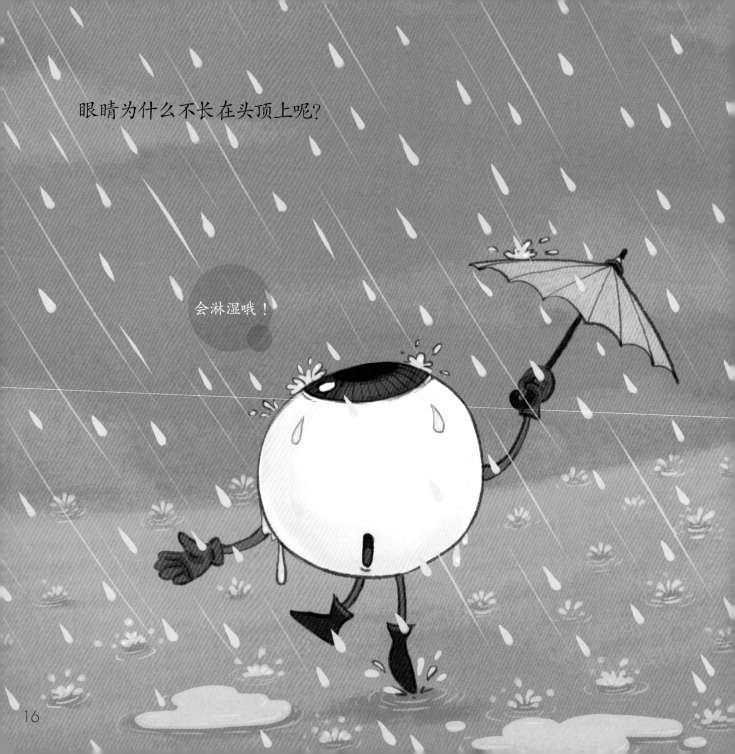

眼睛为什么不长在头顶上呢?

会淋湿哦！

16

眼睛为什么不长在后脑勺上呢?

看不到回家
的路啦!

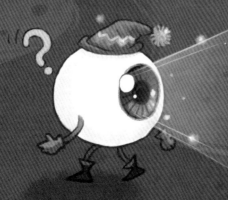

17

两只眼睛互相帮助，
小朋友才能看到更多的东西哦！

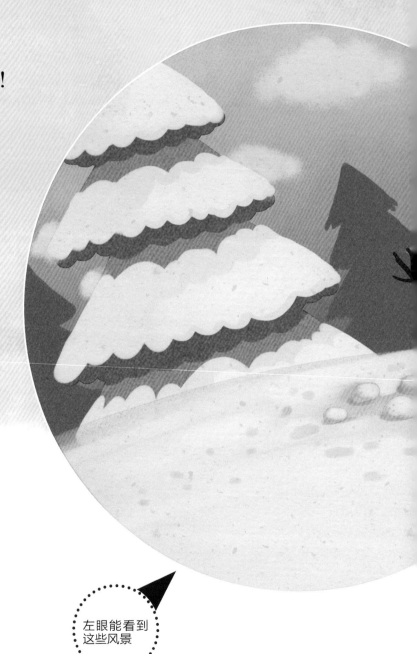

左眼能看到
这些风景

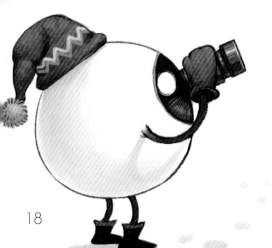

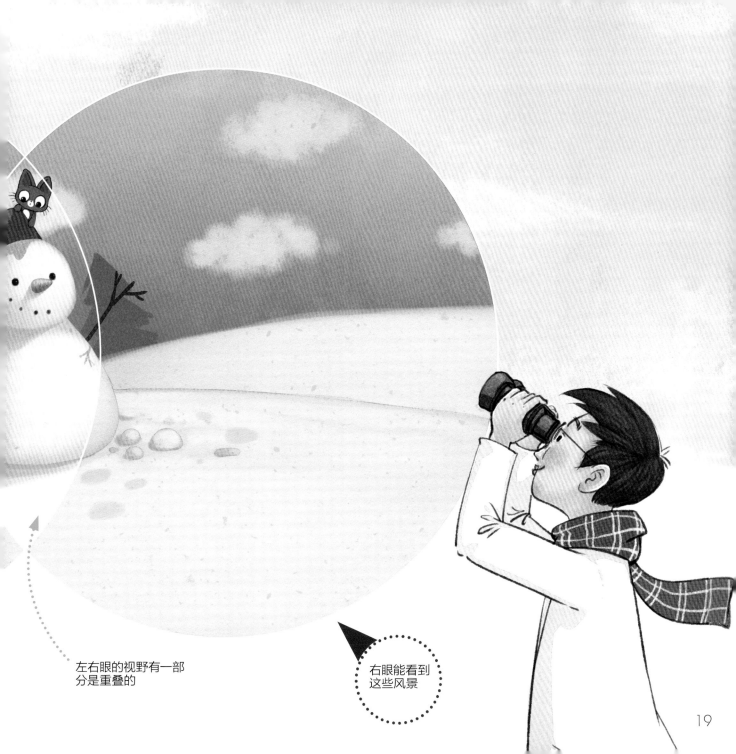

左右眼的视野有一部
分是重叠的

右眼能看到
这些风景

眼睛宝宝转一转，一起来做眼球运动操。

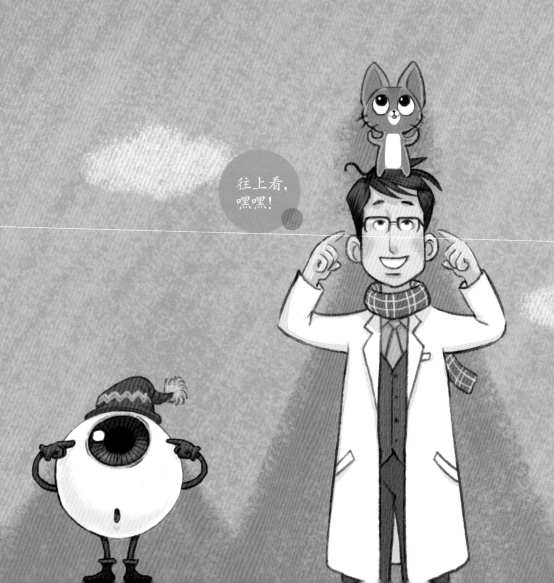

往上看，
嘿嘿！

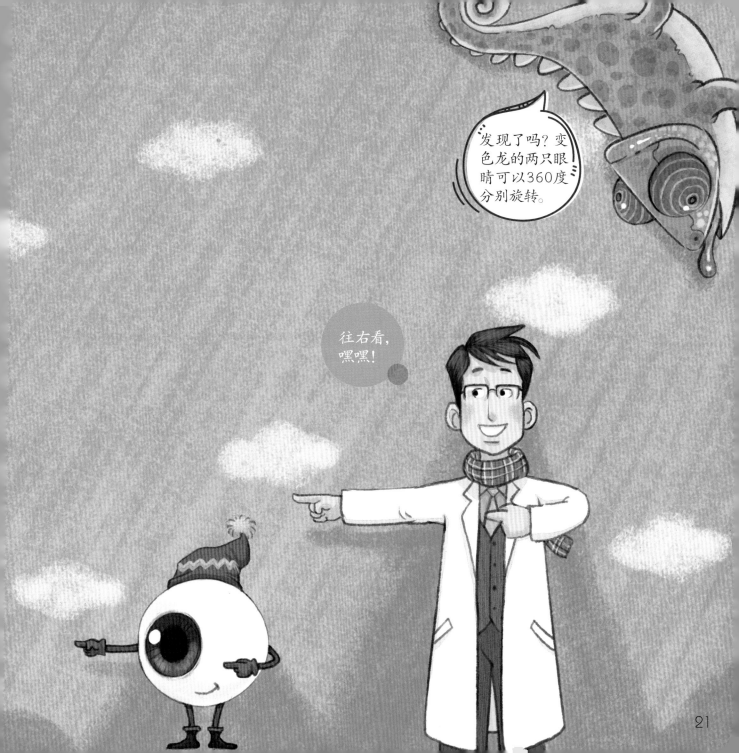

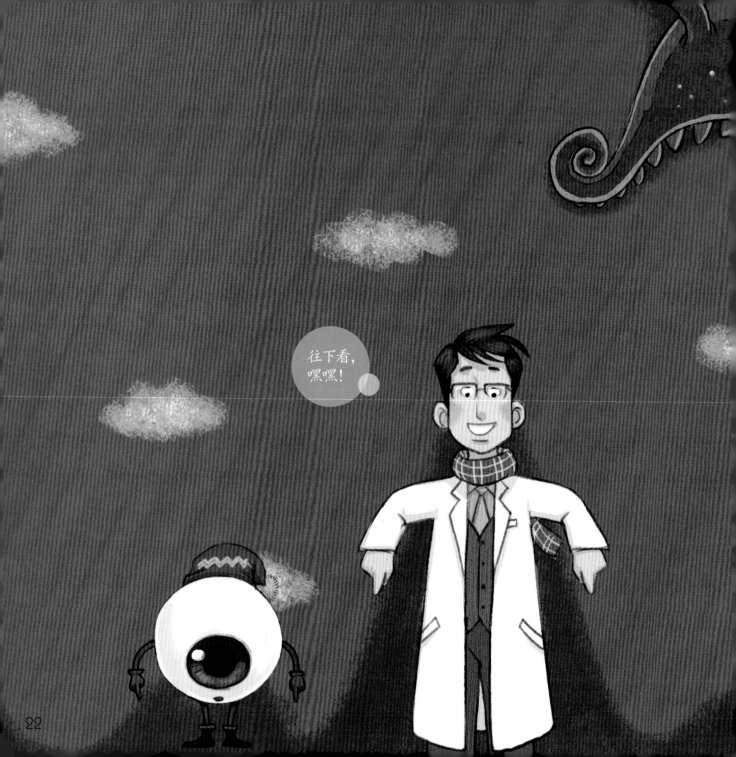

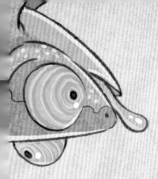
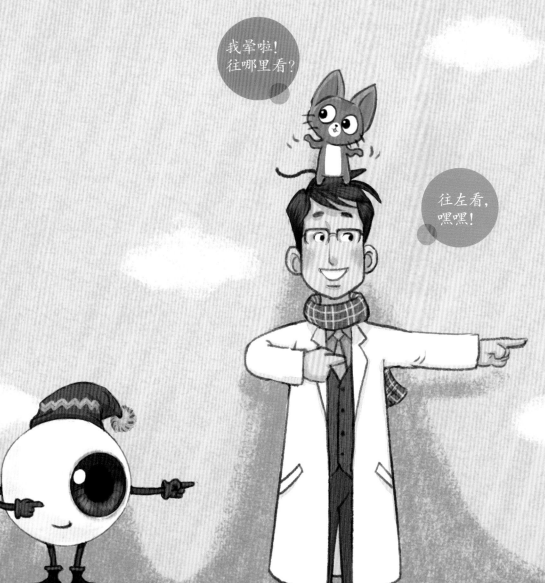

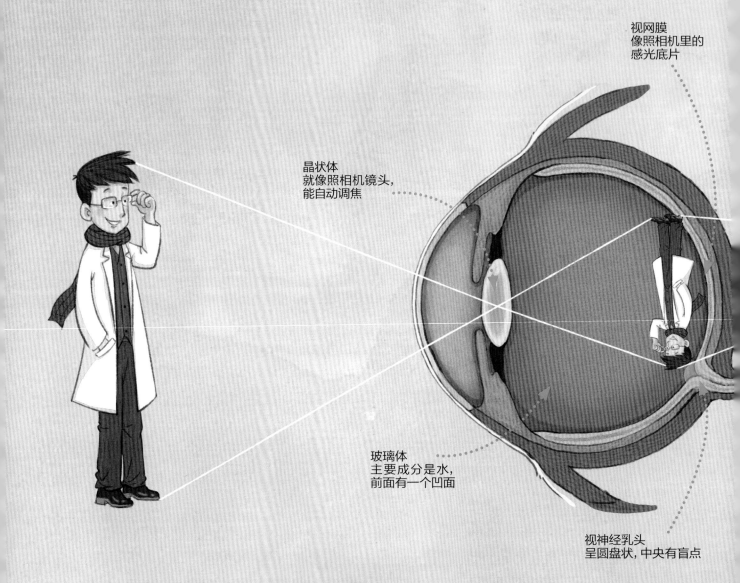

视网膜
像照相机里的
感光底片

晶状体
就像照相机镜头,
能自动调焦

玻璃体
主要成分是水,
前面有一个凹面

视神经乳头
呈圆盘状,中央有盲点

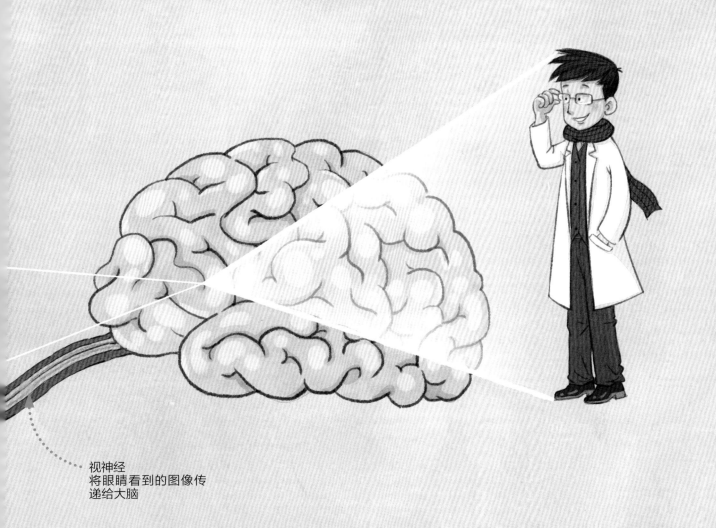

视神经
将眼睛看到的图像传
递给大脑

眼睛看到的图像，通过视神经传递给大脑，
大脑就能看见崔医生啦。

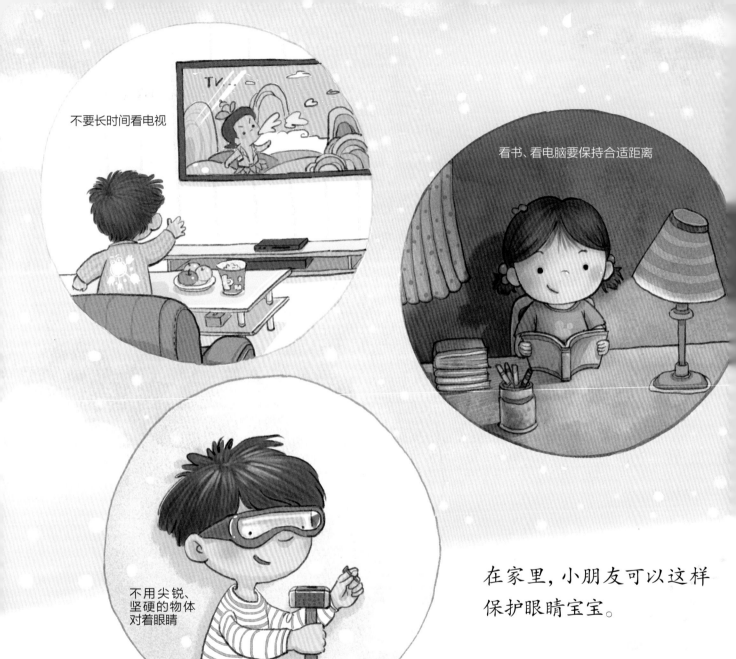

不要长时间看电视

看书、看电脑要保持合适距离

不用尖锐、坚硬的物体对着眼睛

在家里，小朋友可以这样保护眼睛宝宝。

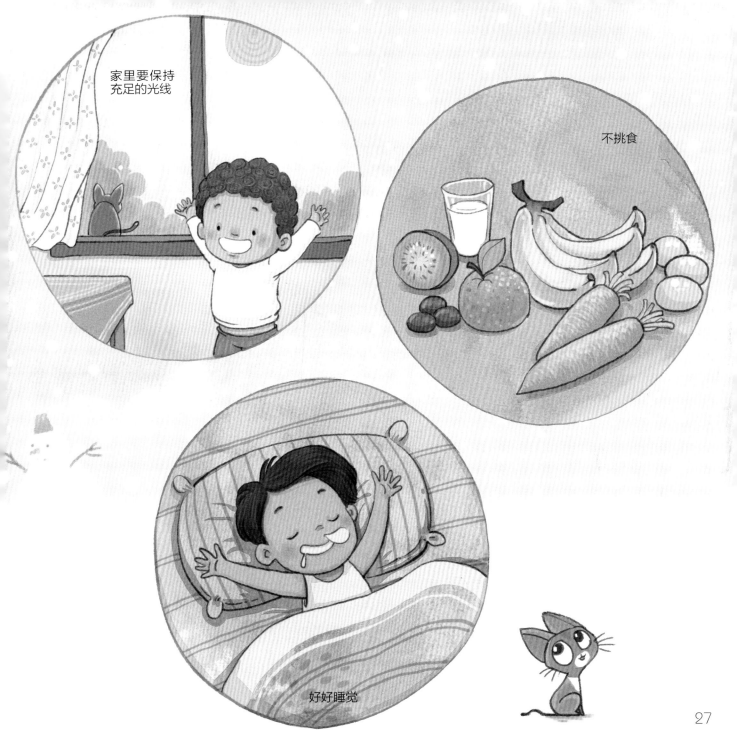

家里要保持
充足的光线

不挑食

好好睡觉

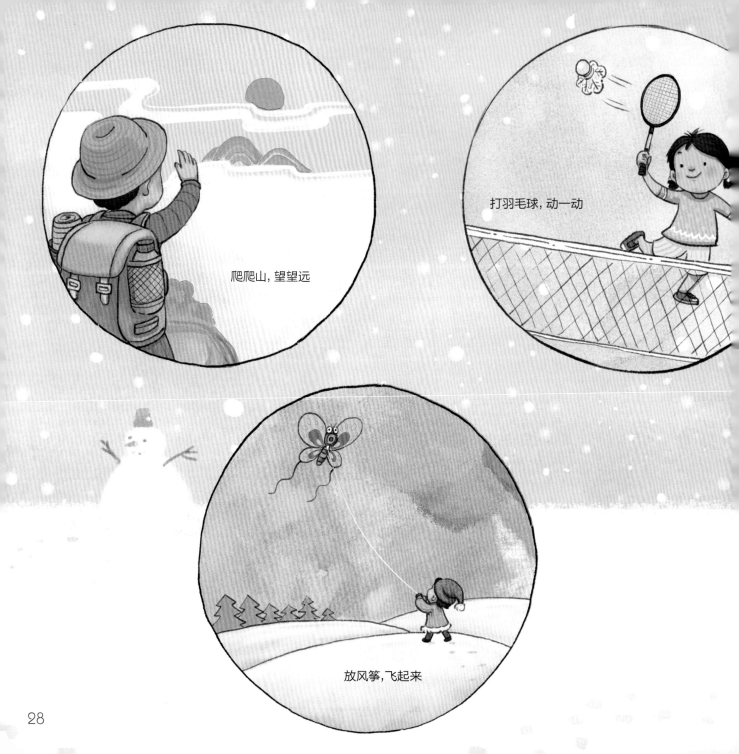

爬爬山，望望远

打羽毛球，动一动

放风筝，飞起来

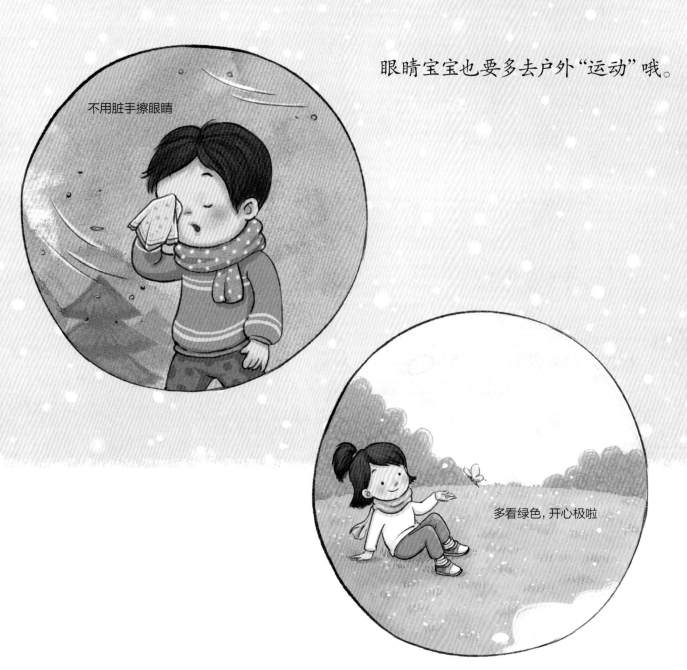

眼睛宝宝也要多去户外"运动"哦。

不用脏手擦眼睛

多看绿色，开心极啦

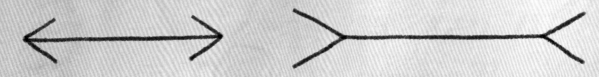

量一量
两条线条是不是一样长？两个圆圈是不是一样大？

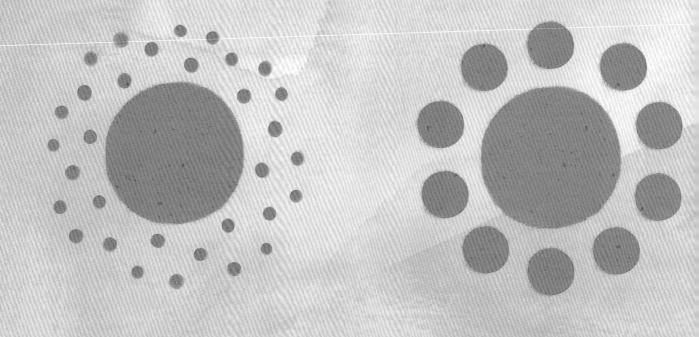

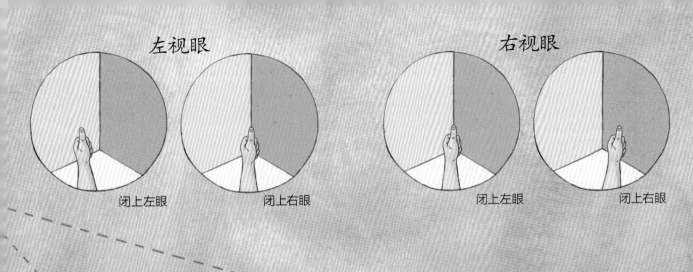

左视眼

闭上左眼   闭上右眼

右视眼

闭上左眼   闭上右眼

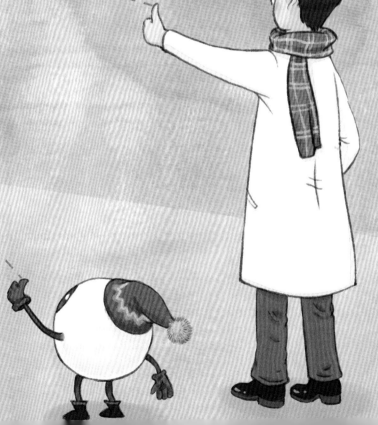

看一看

先睁开双眼，大拇指对准墙缝儿中央。然后，闭上一只眼睛，左右眼分别看到的不一样哦。对照上图，看看你是左视眼还是右视眼。

连一连

这是谁的大眼睛?

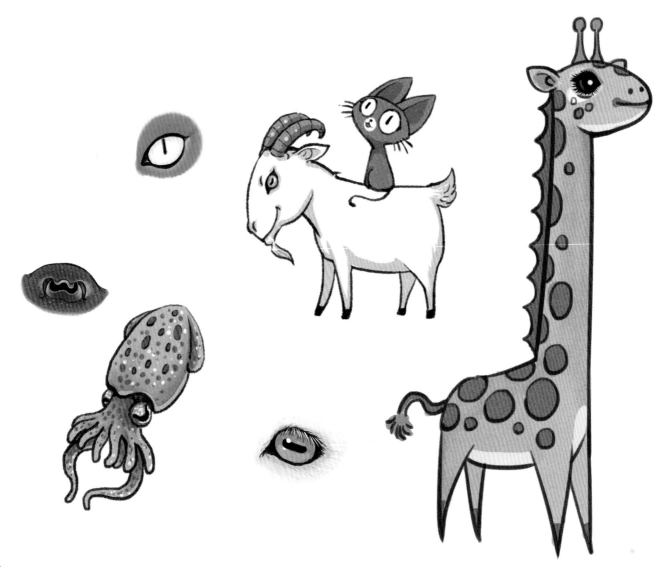

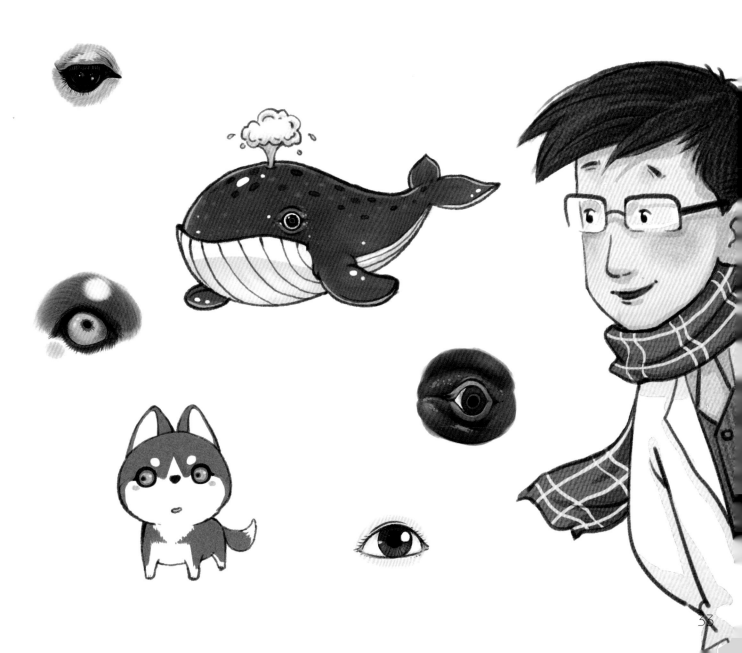

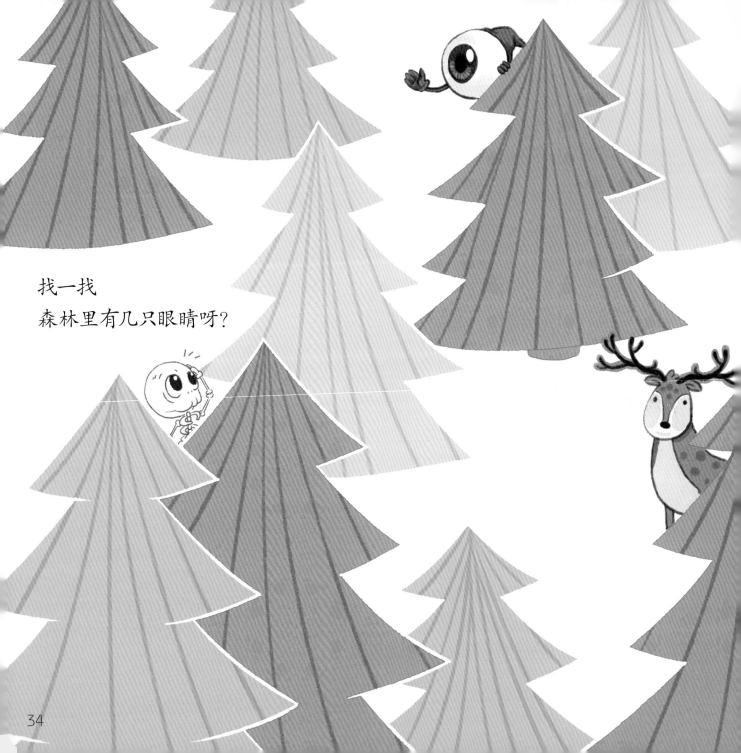

找一找
森林里有几只眼睛呀？

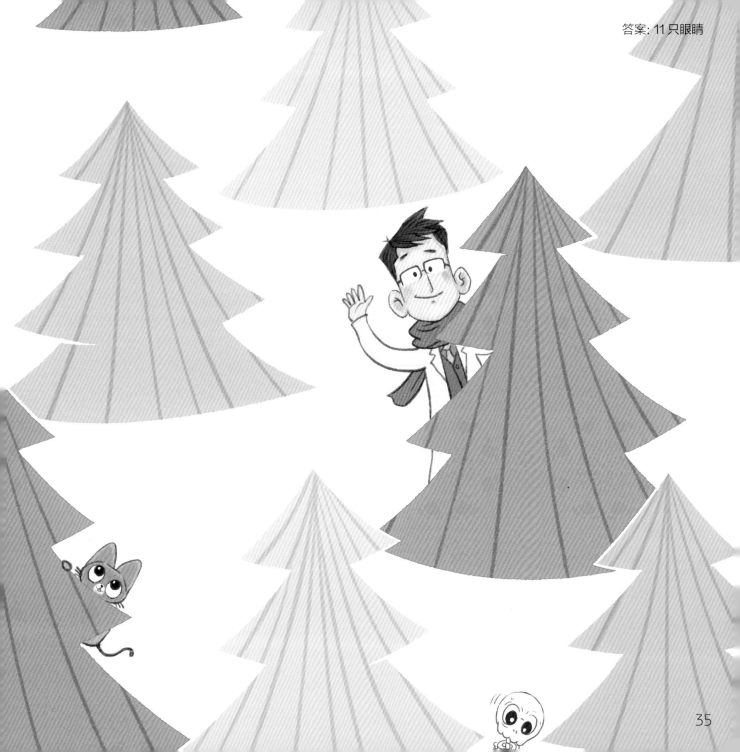

在医学科普 20 年的过程中，我接触到了很多父母和孩子。

在沟通的过程中，他们不止一次问我关于身体的"秘密"，比如说："崔医生，为什么我的孩子容易过敏？""崔叔叔，为什么我能看见夜晚的星星？""为什么豆豆比我蹦得高？""为什么我能闻到面包的香味？"

孩子们对自己的身体充满好奇，父母们也迫切想要了解最专业的儿童健康常识。我也真心希望，这些与我孩子同龄的年轻父母，能够得到专业的儿童健康科普知识，这些可爱的孩子能够真正"打开"自己的身体王国，了解健康成长的奥秘。因此，真心希望这套讲给孩子的身体健康书，既能成为年轻父母与孩子交流的桥梁，又能帮助年轻父母在与孩子的交流中增加自身的医学素养。

多些医学知识，少些养育担忧，携手自然养育，我们一起长大！

儿科医生

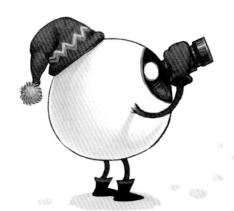

身体是奇妙的，它赋予我们最为神奇的力量。

可是，你真的了解它吗？愿意从小就好好与它做朋友吗？

不妨跟着崔医生一起走进身体的奇妙王国！将了解身体、珍爱生命、健康生活的种子播种在孩子小小的心灵中。

本套讲给孩子的原创身体健康书，经过精心策划编辑，融合了医学、营养、运动、儿童心理学等多领域的知识，听崔医生用最简单易懂的科普方式给孩子们讲得清清楚楚、明明白白。你还可以在有趣的互动游戏中，和孩子一起玩起来！

恽梅

《父母必读》杂志主编